CONSEIL

D'HYGIÈNE PUBLIQUE ET DE SALUBRITÉ

DE L'ARRONDISSEMENT DE RIOM.

Séance du 9 février 1874

RAPPORT

SUR LES TRAVAUX DE L'ANNÉE EXPIRÉE

PAR

M. le Docteur Hte AGUILHON

Chevalier de la Légion-d'Honneur
Médecin en Chef de l'Hôpital de Riom, Médecin des Epidémies
Membre de l'Académie des Sciences et Belles-Lettres de Clermont-Ferrand
Président d'inspection des Pharmacies, etc. (Arrondissements de Riom et Thiers)
Vice-Président de l'Association de Prévoyance et de Secours mutuels
des Médecins du Puy-de-Dôme
etc.. etc.

Secrétaire du Conseil d'Hygiène.

RIOM

IMPRIMERIE DE G. LEBOYER, RUE PASCAL, 3.

1874.

CONSEIL

D'HYGIÈNE PUBLIQUE ET DE SALUBRITÉ

DE L'ARRONDISSEMENT DE RIOM.

Séance du 9 février 1874

RAPPORT

SUR LES TRAVAUX DE L'ANNÉE EXPIRÉE

PAR

M. le Docteur Hte AGUILHON

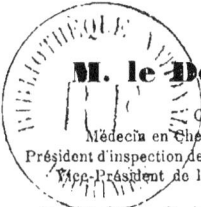

Chevalier de la Légion-d'Honneur
Médecin en Chef de l'Hôpital de Riom, Médecin des Epidémies
Président d'inspection des Pharmacies, etc. (Arrondissements de Riom et Thiers).
Vice-Président de l'Association de Prévoyance et de Secours mutuels
des Médecins du Puy-de-Dôme
Membre de l'Académie des Sciences et Belles-Lettres de Clermont-Ferrand
etc.. etc.

Secrétaire du Conseil d'Hygiène.

———

RIOM

IMPRIMERIE DE G. LEBOYER, RUE PASCAL, 3.

1874.

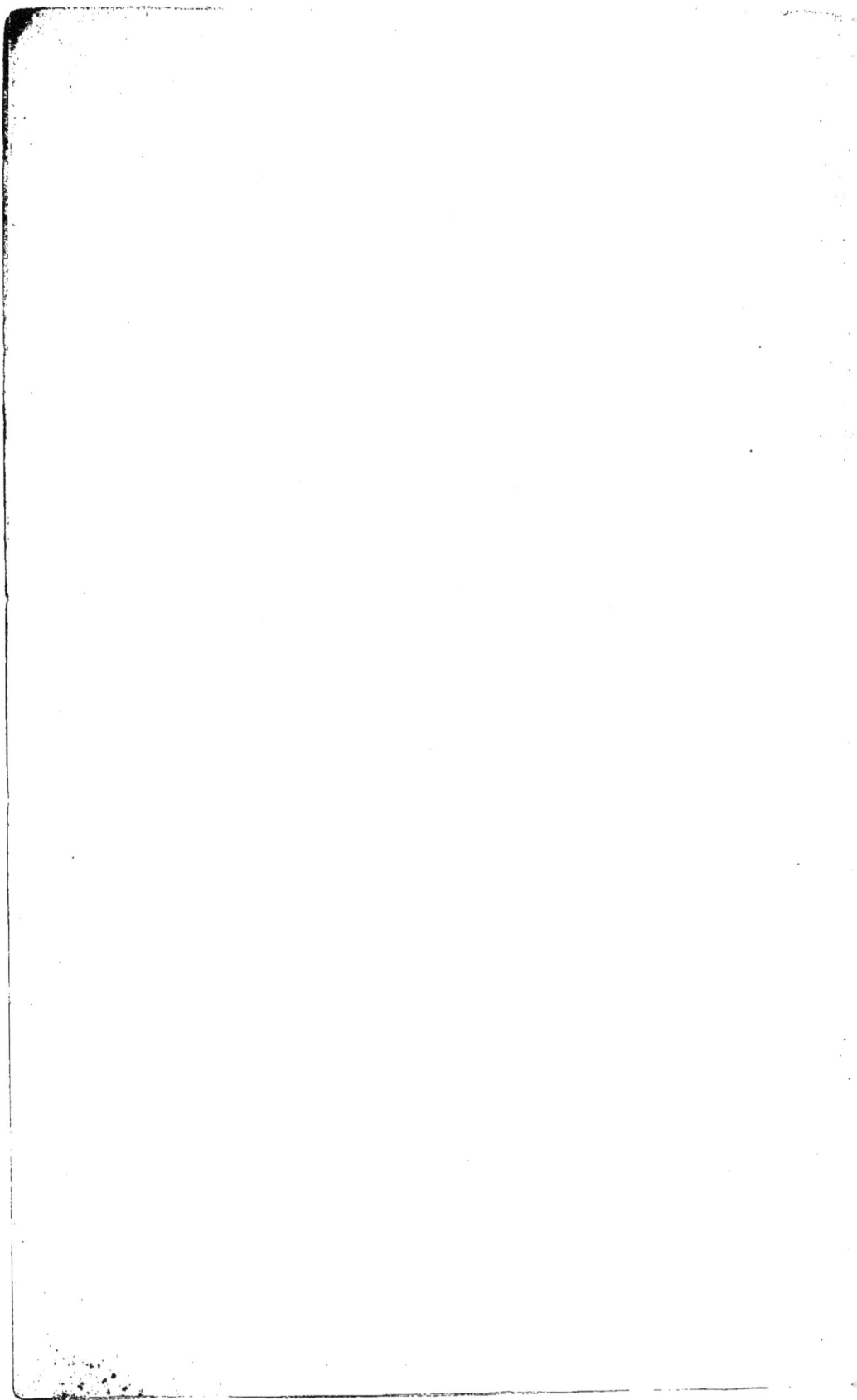

Séance du 9 février 1874

RAPPORT

SUR LES TRAVAUX DE L'ANNÉE EXPIRÉE

PAR

M. le Docteur Hte AGUILHON

Secrétaire du Conseil d'Hygiène.

Messieurs,

Le décret du 18 décembre 1848, en créant les conseils d'hygiène publique et de salubrité d'arrondissements, détermina leur organisation et leurs attributions. Le nombre des membres de la commission de Riom fut fixé à douze, parmi lesquels 5 médecins, 3 pharmaciens, un vétérinaire et trois personnes notables.... Un arrêté du 1er septembre 1851 établit que les médecins des épidémies qui n'auraient pas été nommés membres des conseils, assisteraient de droit à leurs séances avec voix consultative.

Avant ce décret, Paris et quelques villes principales (Lyon, Bordeaux, Marseille, etc.), seules étaient dotées de conseils de salubrité. Il est donc venu inaugurer une

phase nouvelle qui devait devenir féconde pour l'amé-
lioration du sort des populations et celle des conditions
de la santé publique.

Néanmoins, ce décret limitait nos attributions : nous
étions chargés uniquement de l'examen des questions
concernant l'arrondissement et nous ne pouvions être
consultés que sur les objets énumérés en l'article 9.

On a fini par comprendre l'importance qu'il y aurait
à ce que les membres des commissions pussent formu-
ler des vœux et lire des travaux originaux sur toutes
questions intéressant l'hygiène publique. Ce besoin avait
été signalé bien des fois par les sociétés médicales:
une circulaire ministérielle du 2 juillet 1873 vient 'de
nous émanciper. Cette circulaire, Messieurs, rappelle les
attributions des conseils et prescrit l'obligation de quatre
réunions annuelles au moins ; elle fait ressortir l'avan-
tage qu'il y aurait à ce que des commissions perma-
nentes s'occupassent de travaux d'un intérêt général,
particulièrement d'études topographiques et statisti-
ques; ce qui en découle de plus important, c'est le
droit d'initiative complet qu'elle nous confère pour trai-
ter de toutes questions concernant l'hygiène publique et
la salubrité. — Vous avez commencé à user de ce droit,
Messieurs, le 28 juillet dernier. — Enfin, la même circulaire réclame du conseil un résumé de ses travaux,
un tableau des vœux formulés dans son sein et l'exposé
des maladies épidémiques qui ont sévi pendant l'année
qui vient de s'écouler.

Votre secrétaire, Messieurs, va s'acquitter de cette

tache pour la première fois. Il éprouve le regret de n'avoir point à faire une revue rétrospective des travaux du passé ; car vous avez été appelé bien des fois à donner votre avis sur des questions importantes. Vous avez eu à vous occuper particulièrement de l'établissement de plusieurs fabriques, de transferts de cimetières, de dessèchements de communaux, de la statistique du goitre épidémique, d'hydrophobie, d'épidémies, etc..... Nous vous signalerons entr'autres le rapport relatif aux sources minérales du canton de Pontgibaud, travail scientifique complet (procès-verbal du 4 août 1862).... Nous vous inviterons à un retour sur les mémoires qui s'occupent de l'industrie exceptionnelle du canton de Menat (procès-verbaux des 29 mai 1863 et 31 décembre 1872), et qui font une description détaillée de la fabrication du noir minéral, du rouge minéral (tripoli), et de l'huile de schiste au moyen des schistes carbo-bitumineux de la vallée du canton de ce nom. Votre avis a su concilier chaque fois les intérêts industriels et ceux de la salubrité.

Nous citerons encore le procès-verbal du 24 août 1863, qui décrit tous les procédés de fabrication d'un établissement d'allumettes chimiques sis à Riom, et qui donne un avis favorable tout en l'assujettissant à l'observance des règlements hygiéniques.

Enfin, le devoir de votre secrétaire est de vous rappeler que, dans votre séance du 16 mai 1863, vous avez exprimé un vœu en ces termes :

« Tenant compte du déplacement d'un de ses membres dans le canton de Pontgibaud, le conseil a demandé à M. le sous-préfet si l'administration ne devait pas tenir compte des frais de déplacement des commissions instituées, surtout lorsqu'il s'agit d'un intérêt privé. Il a prié cet honorable fonctionnaire de s'occuper de cette question auprès de l'administration supérieure. »

Votre vœu a été entendu, Messieurs. Le Conseil général a voté, le 23 août 1873, une somme de mille francs destinée aux frais de déplacement des conseils d'hygiène (procès-verbaux de ses délibérations, 1873, p. 152).

Le Conseil d'hygiène publique et de salubrité de l'arrondissement de Riom a été convoqué trois fois pendant la dernière année expirée.

La première réunion (30 avril), a été consacrée à sa réorganisation personnelle complète, conformément à un arrêté préfectoral du 1er mars 1873. On y a procédé à l'élection du vice-président et du secrétaire. Les membres des conseils devant être renouvelés par moitié tous les quatre ans, un tirage au sort a désigné les six membres renouvelables en 1875.

Dans la deuxième séance (28 juillet), le Conseil a été appelé à délibérer sur deux questions principales; puis il s'est étudié à fixer l'attention de l'administration sur un certain nombre de sujets touchant à l'hygiène et à la salubrité de Riom ou de ses environs.

L'administration supérieure avait songé à prendre des arrêtés interdisant aux usiniers le déversement dans les cours d'eau de résidus délétères qui détruisent le poisson et nuisent à l'hygiène. La fonderie de Pontgibaud était spécialement signalée comme se trouvant dans ce cas. Le Conseil, après en avoir délibéré mûrement, a déclaré à l'unanimité qu'il y avait lieu de prendre sur cette importante question toutes mesures capables de satisfaire en même temps aux intérêts des industriels et aux besoins de l'alimentation publique.

Les habitants du village du Noyer, commune de Manzat, s'étaient plaints d'être victimes de fièvres intermittentes provoquées par des eaux stagnantes. Une enquête a été faite ; le médecin des épidémies a délivré un rapport concluant au drainage des marécages. Le Conseil a reconnu l'utilité de cette mesure, et a exprimé unanimement un avis favorable à son exécution, tant dans l'intérêt de la santé publique que dans celui de l'agriculture. Conformément à vos intentions, et se basant sur le chiffre de dépenses évalué à 1,400 francs, le Conseil général a voté 1,020 francs et a invité la commune à participer aux frais pour le chiffre de 480 francs. (Séance du 23 août 1873).

Dans la même réunion du 28 juillet, le Conseil d'hygiène a élevé sa voix sur un certain nombre de chefs relatifs à l'hygiène publique. Ses justes réclamations ont été consignées au procès-verbal dans les termes suivants :

« Ainsi, on se plaint à Riom du dépôt et du séjour trop prolongé dans les rues de certaines immondices : les débris de grenouilles et de poissons, les bouillons de tripiers et de charcutiers; les lavures de viandes et amas de sang devant les abattoirs particuliers et les boucheries : toutes causes de mauvaises odeurs et d'incommodité réelle.

» Bien des habitants se plaignent de la tolérance de nombreuses porcheries : et cependant ces établissements, même restreints, appartiennent à la première classe des établissements insalubres et doivent être posés loin des habitations.

» Dans plusieurs quartiers, il existe des ruelles puantes qui réclament l'intervention de moyens de salubrité.

» Les latrines et les urinoirs publics sont trop rares : Ce serait rendre un service utile et moral que d'en créer un certain nombre avec des filets d'eau courante.

» Au point de vue hygiénique, les bains sont appelés à une utilité incontestable. Un seul établissement les fournissait gratuitement aux malades indigents soignés en dehors de l'hôpital, et aux ouvriers peu fortunés. Le Conseil regrette d'avoir à faire observer que nul n'a été admis à se baigner pendant la saison chaude qui s'écoule.

» La conduite des animaux de boucherie se fait dans nos contrées en dépit des lois humanitaires et des principes de la loi Grammont. On les mène sur des charrettes non suspendues, les pieds liés étroitement, le corps reposant sur une paille trop rare, la tête pendante, ballottant sur les traverses et contre les roues. Les conducteurs avinés, assis sur ces animaux, conduisent leurs chevaux avec brutalité. Ce sont des actes révoltants! La viande, contusionnée, perd de sa qualité. L'un des membres du Conseil a constaté plusieurs fois les pieds de veau et de mouton bleuâtres, infiltrés de sang, ramollis, très-putrescibles... L'administration possède cependant tous moyens pour inviter et même obliger les bouchers à transférer le bétail sur des voitures planchéiées et suspendues.

» A Riom, à Mozat, dans les autres villages, l'abattage des animaux se fait en pleine rue, sans respect pour l'humanité. Les détritus animaux sont déposés sur le pavé, y séjournent et s'y sèchent en exhalant des odeurs infectes.

» Généralement, les boucheries sont mal tenues, sales, mal aérées, puantes, renfermant un mobilier malpropre, entourées de murs graisseux et ensanglantés ou tapissés en partie de linges couverts de taches de sang. Les bouchers eux-mêmes se tiennent mal : dans leurs boutiques, dans les rues, ils affectent de porter un costume malpropre.

» La ville de Riom jouit de l'heureux privilége de posséder des eaux abondantes et pures. Mais la quantité à laquelle elle a droit se perd en grande partie. Pour remédier à la plupart des causes d'insalubrité que le Conseil a signalées, pour favoriser les irrigations, pour fournir davantage en cas d'incendie, n'y aurait-il pas utilité démontrée à entreprendre une nouvelle conduite, grandiose, coûteuse même, réalisable en plusieurs annuités, et qui atteindrait le but le plus important que puisse désirer une cité !

2

Six mois se sont écoulés, Messieurs, depuis l'expression des vœux du Conseil ; rien n'a été changé dans la pratique.

La 3e réunion du Comité en 1873 (30 novembre) a eu pour but l'opportunité de mesures hygiéniques à prendre à l'occasion d'une fièvre typhoïde épidémique régnant à Chavaroux. Votre Secrétaire, qui est en même temps médecin des épidémies, vous a entretenu de sa marche, de son intensité et des sages mesures prises par l'administration. A cette époque, dans ce village qui compte 300 habitants seulement, 45 personnes avaient été atteintes en deux mois. Les soins médicaux n'avaient pas manqué : des distributions de remèdes, de viandes, de vin, de café, avaient été autorisées. M. le Préfet et M. le Sous-Préfet s'étaient transportés sur les lieux pour encourager la population et pour leur prouver qu'un gouvernement doit son intervention dans les circonstances malheureuses. Nous avions fait surgir une question de voirie : le besoin d'enlever les fumiers des rues et autour des habitations. Ces honorables fonctionnaires reconnurent l'utilité de cette mesure qui ne pouvait être prise sans votre avis. Vous avez été interrogé : vous avez répondu favorablement. Immédiatement, M. le préfet a pris un arrêté qui a été exécuté sans retard.

Grâces à la détermination du Conseil, grâces à l'ensemble des moyens matériels et moraux mis en œuvre, l'épidémie de Chavaroux a perdu rapidement de son intensité et a cessé ses ravages.

Les travaux sur les épidémies se relient tellement à
ceux des conseils d'hygiène publique et de salubrité
que votre secrétaire, soumis à la circulaire, se fait un
devoir d'ajouter aux détails qui précèdent sur l'épidémie
de Chavaroux et de vous entretenir des autres épidémies dont il a suivi le cours dans l'arrondissement de
Riom en 1873.

La maladie dominante à Chavaroux a été la fièvre
typhoïde ; les autres ont subi l'influence épidémique ;
La forme adynamique s'est montrée la principale. Les
premiers cas ont éclaté dans le courant de septembre ;
le premier décès a eu lieu le 29 du même mois. L'épidémie avait perdu notablement de sa force au commen-
cement du mois de décembre, à la fin duquel elle se
trouvait réléguée dans une seule maison, celle où six
personnes atteintes successivement ont toutes guéri,
malgré une gravité prononcée.... Le nombre total des
malades s'est élevé à 55, dont 26 frappés de fièvre typhoïde ; on a compté 12 décès sur lesquels 7 par cette
affection.

Un aussi grand nombre de malades tout à coup au
milieu d'une population restreinte, des décès aussi nom-
breux en trois mois dans une commune dont la mortalité
moyenne annuelle n'est que de six personnes, avaient
jeté la consternation dans la localité. Certains habitants avaient quitté les lieux ; d'autres se disposaient à
partir. La démoralisation n'a été enrayée que par l'intervention de l'autorité, par les soins journaliers des

médecins et des religieuses, par la délivrance gratuite
de remèdes et d'aliments variés et par l'application de
mesures hygiéniques.

Le médecin des épidémies n'a pas à faire ressortir s'il
a rempli sa mission; mais il doit signaler à la gratitude
du pays et de l'administration la conduite de ses dignes
confrères, MM. Dubest, médecin à Pont-du-Château,
et Roux fils, médecin à Ennezat (1).

Les moyens médicamenteux qui nous ont paru le
mieux réussir dans cette épidémie sont les purgatifs, les
toniques (préparations de quinine et de quinquina), une
alimentation corroborante, les soins hygiéniques appli-
qués aux individus, aux habitations et à la voirie, enfin de
bonnes paroles semant la confiance et l'espérance.

Au 5 janvier 1874. remonte notre dernière visite à
Chavaroux. L'épidémie éteinte retenait encore alitées et
convalescentes quelques personnes dans une même habi-
tation.

On a fait beaucoup de bruit, au mois de mai 1873,
sur l'existence d'une épidémie à Varennes-sur-Morge.
L'administration est intervenue. Sur son invitation, nous
avons procédé sur les lieux à une sorte d'enquête médi-
cale.

La population de Varennes est de 491 habitants.

----

(1) M. Arnaud, maire, a largement contribué de sa personne et de
sa bourse dans cette épidémie. M. Voisse, instituteur, nous a accom-
pagné dans la plupart de nos visites et s'est mis amplement et gra-
cieusement à notre disposition à tous égards.

Sa mortalité moyenne annuelle compte 7 'individus environ.

De janvier à mai 1873 inclusivement, en cinq mois, on avait déjà enregistré 11 décès, sur lesquels 5 en avril et 3 en mai. Evidemment ce chiffre insolite avait jeté l'effroi dans la population.

Mais, d'une part, nos renseignements nous ont fourni l'assurance que sur ce nombre de décès,

2 personnes étaient mortes de vieillesse,
3   —   —   —   fluxion de poitrine,
1   —   —   —   fièvre typhoïde,
2   —   —   —   affections abdominales,
1   —   —   —   fièvre adynamique,
1   —   —   —   convulsions,
1   —   —   —   cause inconnue.

D'autre part, nos visites chez les habitants alités nous ont donné la certitude que les maladies dont ils étaient atteints présentaient beaucoup de variété et n'offraient aucun caractère épidémique.

Nous devions donc conclure à l'absence d'épidémie, ce qui fut relaté dans notre rapport au préfet. Le résultat de nos investigations ne tarda pas à transpirer. Toute cause de démoralisation cessa.

Une maladie épidémique exceptionnelle a été pour nous au mois de septembre dernier l'occasion de recherches intéressantes. Dans le canton de Randan, où elle sévit depuis plusieurs années, on la disait engendrée par une sage-femme. L'autorité judiciaire informée réclama notre opinion sur le document qui avait éveillé son attention. Notre réponse fut que le sujet rentrait dans les attributions du médecin des épidémies. Bientôt nous reçumes l'invitation de nous transporter sur les lieux et de recueillir tous renseignements utiles. Dans cette mission, nous avons été beaucoup aidé par M. Raynaud, médecin à Villeneuve-les-Cerfs.

Suivant ce praticien, un bon nombre d'enfants nouveaux-nés des communes de Randan, de Beaumont et de St-Denys-Combarnazat ont été atteints depuis plusieurs années et ont succombé à un érysipèle de l'ombilic. L'affection débute ordinairement du 5e au 15e jour après la naissance par une rougeur circulaire qui, ne tardant pas à s'étendre, embrasse une partie des parois abdominales. Malgré une médication des plus rationnelles, la marche est envahissante ; une partie de la peau se gangrène, se détache et tombe ; et sous les téguments mortifiés apparaît un ulcère arrondi, occupant le centre de l'ombilic, de la grandeur d'une pièce de 20 centimes, à fond gris et à bords indurés. Une odeur gangréneuse se dégage de la plaie, dont la suppuration est peu abondante. Le petit malade s'affaiblit et meurt au bout de 8 à 10 jours. Les phénomènes morbides souvent se généralisent : les aisselles, les aines, les fosses nasales, etc., deviennent le siége de graves complications.

De son côté, la sage-femme de Randan, Bardon, Jeanne, femme Alexandre, âgée de 71 ans et pratiquant depuis 50 années, nous a fourni des renseignements précieux. Cette femme, d'un riche tempérament et d'une santé robuste, soupçonnée à tort d'avoir transmis la maladie, reçoit environ 25 enfants par année. Depuis 6 à 7 ans seulement, elle a vu apparaître le mal qui nous occupe. Pour son compte, elle l'a observé dans les communes de Randan, de Beaumont et de St-Denys; mais le même état morbide existe dans les communes du voisinage, où exercent d'autres sages-femmes.

Cette affection sérieuse, paraissant moins intense que dans les premières années, consiste réellement en un érysipèle gangréneux de l'ombilic. Nous avons été assez heureux pour pouvoir obtenir de nombreuses notions de la part des parents dont les enfants avaient été victimes à diverses époques, et pour observer par nous-même, directement, trois nouveaux-nés, deux atteints en septembre et le troisième en décembre 1873.

Bregheon, Marie, fille à Antoine, habitant aux Choyes, commune de St-Denys, est reçue le 22 août 1873 par dame Alexandre. L'accouchement est heureux et n'exige ni manœuvres ni médication spéciales. Quatre jours après la naissance, l'ombilic devient le siége d'une rougeur prononcée qui s'étend peu à peu à son pourtour, surtout en haut, dans un diamètre de 6 centimètres environ. Le 7 septembre, jour de notre visite, le milieu de l'ombilic était couenneux, entouré d'un bourrelet irrégulier, épais, large de 15 millimètres, bosselé, induré, ulcéré, suppurant à peine, exhalant une odeur gangréneuse. Une auréole d'un rouge terne s'étendait à l'entour, à 3 centimètres en dessous, et à 5 ou 6 centimètres au-dessus et de chaque côté; l'épiderme sur cette surface

rouge était plissé, parcheminé, sec; un liseré brunâtre
très-étroit le séparait de l'épiderme sain. L'aspect général était celui de tissus mortifiés et desséchés comme on
les rencontre dans certaines fièvres adynamiques, dans
la gangrène sénile, etc. Le mal du reste occupait uniquement les parois abdominales : il n'existait aucune com-
plication du côté des organes génitaux, ni de l'aine, ni
de l'aisselle, ni des yeux et des fosses nasales. Sur la
surface de la peau, notamment autour du col, régnait
une éruption miliaire, pâle, sèche, assez discrète. Nous
n'avons observé ni fièvre, ni diarrhée, ni autres complications internes. L'enfant prenait assez bien le sein et
paraissait ne pas beaucoup souffrir ; il était nourri par
sa mère, femme lymphatique mais indemne de maladie
quelconque.

Le même jour, au Gagne-Vin (est), commune de Randan, nous avons visité l'enfant Brancher, Antonin, fils à
Jean, né le 28 août 1873. Sept jours après sa naissance,
un érysipèle gangréneux s'est déclaré sur l'ombilic, sans
complications générales, sans engorgements ganglionai-
res, sans fièvre. Nous y avons observé les mêmes phénomènes que sur la petite fille de Bregheon. Comme chez
elle, nous avons constaté un léger travail éruptif, sur les
cuisses seulement.

Désireux de faire des observations plus complètes sur
cette maladie, nous avions prié M. le Sous-préfet de
vouloir nous faire tenir, par l'intermédiaire des maires,
au courant des cas nouveaux qui se présenteraient. Par
une lettre du 1er décembre, M. le maire de Randan a

bien voulu nous faire prévenir. Le 3, nous sommes
allé visiter une enfant malade, Delaire Virginie, fille à
Benoit, née le 18 novembre, et reçue par la femme
Alexandre, après un travail facile. Au 5e ou 6e jour, la
chûte du cordon a eu lieu ; on a observé au centre une
surface grisâtre, et au pourtour surtout en haut, un
cercle rouge. Le 25 novembre, la couenne centrale avait
grandi et s'était entourée d'une eschare gangréneuse ;
la peau des deux aines s'était mortifiée et quelques jours
après, celle des deux aisselles. Le noyau central était
gris et offrait deux centimètres de diamètre. On voyait
à sa base une excavation profonde, suppurante, laissant
apercevoir des tissus blafards, recouverts par les parois
abdominales formant elles-mêmes un bourrelet circulaire induré, très-rouge, large de 3 centimètres environ,
complètement détaché des tissus sous-jacents. Les aines
et les aisselles étaient déchiquetées, noirâtres ; les na-
rines se trouvaient intactes. Le cas nous avait paru
mortel, l'enfant a succombé en effet quelques jours
après. Sur 7 à 8 nouveaux-nés dans les deux mois qui
ont suivi notre première visite, ce dernier a été le seul
atteint.

La maladie observée dans le canton de Randan depuis
7 à 8 ans est incontestablement un érysipèle gangréneux
de l'ombilic. Quoiqu'elle soit moins intense que dans les
premières années, elle contribue à augmenter le chiffre
de la mortalité dans une proportion notable. C'est une
affection que nous ne voyons pas régner dans les autres
cantons de notre arrondissement. Elle existe à l'état

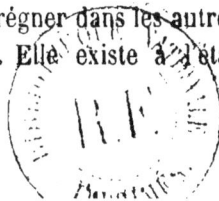

épidémique et elle est devenue endémique. Quelle a été
sa cause première? a-t-il existé dans le pays une épidémie diphthéritique ou autre qui en a été le point de
départ? Quoiqu'il en soit, elle constitue un sujet digne
de recherches et d'études, sur lequel nous ne saurions
trop appeler l'attention des sages-femmes et des médecins des localités où la maladie fait des victimes. L'administration devrait mettre tout en œuvre pour favoriser
toutes investigations nouvelles utiles.

Que cette maladie soit épidémique ou endémique,
parasitaire ou contagieuse, elle affecte une forme adynamique et gangréneuse. Nous avons cru devoir, dans un
rapport, indiquer d'une manière générale les moyens à
lui opposer : Nous avons prescrit les toniques, les désin-
fectants, les antiseptiques, les applications hygiéniques
variées (Chlorures et chlorites, eau chlorurée, liqueur
de Labarraque, camphre, préparations mercurielles et
arsénicales ; eau de goudron, acide phénique, charbon
végétal, préparations de quinquina, etc.; nourriture
moins homogène chez les nourrices ; soins de propreté
du corps et du linge, balayage et aération des appar-
tements ; savonnages plus complets, lessivages plus fré-
quents, surtout lavages à grande eau).

Voilà, Messieurs, ce que votre secrétaire avait à vous
exposer sur les travaux du Conseil et sur les épidémies
qu'il a observées dans l'arrondissement. Permettez-lui
de se dépouiller de ce titre et de devenir un instant
simple membre du comité pour vous faire une commu-

nication qui intéresse la police des cimetières et dont il a trouvé le mobile dans ses expertises juridiques.

Depuis bien des années, nous avons été invité à faire de nombreuses exhumations. Nous avons observé que, lorsque les cercueils avaient été mis en terre depuis peu de temps, on les découvrait avec facilité, mais que lorsque les inhumations remontaient à une époque plus ou moins éloignée, ce n'était pas sans embarras qu'on arrivait à les retrouver et à constater l'identité du cadavre. A Riom, nous avons été témoin d'une difficulté de ce genre : une femme de Mozat était inculpée d'empoisonnement sur la personne de son mari qui, mort à l'hôpital de Riom, avait été enterré dans le cimetière de cette ville ; les recherches furent longues ; elles aboutirent cependant. On procéda à l'autopsie ; l'innocence fut proclamée.

Un fait bien plus grave s'est passé à Thiers, au mois de décembre dernier.

Une petite fille de trois ans, Mélanie Prugne, meurt le 29 novembre 1873 dans des circonstances particulières qui ont éveillé la vigilance de la justice. L'examen du cadavre et les recherches ultérieures ont appris qu'elle avait été empoisonnée.

Eugénie Prugne, sa sœur, âgée de 4 ans, était morte le 3 septembre 1873 après avoir présenté des symptômes analogues.

Leur père, Prugne Michel, âgé de 33 ans, avait succombé en février 1873 à une affection intestinale qui avait duré assez longtemps.

Le soupçon d'un triple empoisonnement a nécessité l'exhumation des corps de Michel Prugne et de sa fille Eugénie ; nous avons été requis pour procéder à leur autopsie. Le premier cercueil, celui du père, a été trouvé le même jour, le 15 décembre, après des hésitations nombreuses, après des recherches multiples. Le second n'a été découvert que le 20 décembre : pour réussir, il a fallu pendant six jours fouiller en tous sens le terrain d'un cimetière où règne le plus grand désordre ; où les cercueils grands et petits sont enfouis plus ou moins superficiellement, au hasard, sans direction, pêle-mêle ; et dans lequel, aux mois d'août et de septembre derniers, on avait déposé 35 à 40 enfants morts d'une affection épidémique.

Une semblable circonstance, Messieurs, mérite d'être signalée à l'administration : Elle réclame une règlementation. En effet, on devrait pouvoir généralement découvrir un cercueil immédiatement, à coup sûr, en toute occasion, soit qu'une famille voulût opérer un transfert, soit que la justice eût à intervenir, soit qu'une cause quelconque obligeât à faire une recherche.

Avec les errements suivis jusqu'à ce jour, on ne peut arriver d'emblée à ce résultat. Dans certaines communes il existe des règlements qui touchent à l'hygiène et à la salubrité des inhumations ; on y tient des registres qui indiquent les dates des enterrements, les noms des personnes décédées, etc. Mais on n'y trouve aucune mention du point du cimetière où le cercueil a été placé ; il en résulte qu'une exhumation étant devenue nécessaire à une épo-

que plus ou moins éloignée du jour de l'exhumation,
on a pour toute ressource la mémoire des fossoyeurs,
des concierges et des préposés aux pompes funèbres, et
que, si ces employés n'existent plus, ou sont devenus inca-
pables, il ne reste aucun indice sérieux. A Riom, par
exemple, tout ce qui se rattache aux sépultures est
bien réglementé, tant pour l'ordre public et la salubrité,
que pour la décence et le respect dû aux morts, que pour
les intérêts chers aux familles ; le cimetière est bien sur-
veillé, bien agencé, divisé en carrés et en plates-bandes.
Un registre identique à celui que nous avons signalé
existe ; mais il ne reproduit aucun signalement du point
précis où la bière a été enfouie. Toute opération d'exhumation deviendrait donc difficultueuse, si l'on était privé
du concours et des souvenirs du concierge et du préposé
aux sépultures.

Cette habitude de procéder est assurément vicieuse; il
nous paraît important de la modifier. Dans ce but, nous
proposons des moyens qui consisteraient :

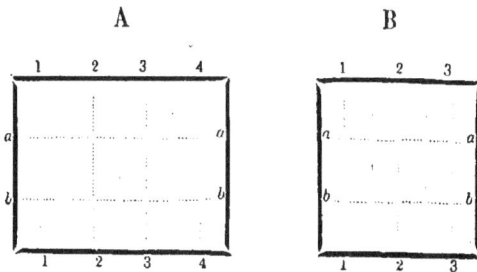

1° A diviser les cimetières en sections, variables par

leur forme, et distinguées par des poteaux portant pour suscription une lettre A, B, C, ou toute autre indication ;

2° A établir dans chaque section des divisions, larges de 80 centimètres, destinées à l'ouverture de tranchées aptes à recevoir les cercueils ;

3° A implanter aux deux extrémités de chaque division, des potelets portant les numéros 1, 2, 3, etc., le même numéro répété aux deux extrémités.

4° A garnir les deux autres côtés de chaque section d'autres potelets, distants d'un mètre et portant les lettres a, b, c, etc. ; la même lettre répétée aux deux bouts de la même ligne.

5° A exiger la tenue de deux registres portant un numéro d'ordre, la date de l'inhumation, les nom et prénoms du décédé, le mode de sépulture (caveau, concessions temporaires ou perpétuelles, sépulture commune, etc.), particulièrement l'indication exacte du point du terrain commun où le cercueil aurait été déposé. Ces registres, paraphés et surveillés par l'autorité, seraient rédigés, l'un par le concierge ou par les curés et sacristains, l'autre par le préposé aux sépultures ou l'instituteur de la commune ; le premier déposé à l'église, le second à la mairie. A la rigueur, un exemplaire pourrait être délivré à la fin de l'année au greffe du tribunal comme on le fait pour les actes de l'état civil.

De ces diverses dispositions, il résulterait qu'un cercueil déposé dans la sépulture commune se trouverait nécessairement au niveau du point d'intersection d'une

ligne chiffrée et d'une ligne lettrée, et que ce point
pourrait être indiqué sur le registre par l'inscription
du numéro et de la lettre réunis. Ainsi, un corps aurait
été inhumé dans la tranchée numéro 3 de la section A,
au point traversé par la ligne b, on inscrirait dans la
colonne du registre 3 — b. Avec une semblable indication, il ne serait plus possible de commettre une erreur
lorsqu'il s'agirait de procéder à une exhumation.

Pour plus de sûreté sur le point d'inhumation des
cercueils, on pourrait visser sur l'une de leurs parois,
une plaque métallique portant un numéro ou tout autre
signe.

La proposition que nous avons l'honneur de vous
soumettre, Messieurs, est vraie en principe ; dans ses
résultats, elle est sûre. Adoptée d'une manière générale,
elle donnerait aux familles une grande sécurité ; elle
faciliterait les recherches de la justice ; et l'autorité muni-
cipale, en en dotant ses règlements, indiquerait une
mesure profitable à l'hygiène publique.

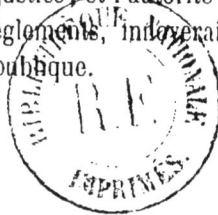

www.ingramcontent.com/pod-product-compliance
Lightning Source LLC
Chambersburg PA
CBHW060517200326
41520CB00017B/5079